ÉTUDE MÉDICALE

SUR

L'ARRONDISSEMENT DE POITIERS

Pendant l'année 1878-1879

RAPPORT

A M. LE MINISTRE DE L'AGRICULTURE & DU COMMERCE

PAR

Le Dr Jean JABLONSKI

MÉDECIN DES ÉPIDÉMIES
MEMBRE DU CONSEIL D'HYGIÈNE ET DE SALUBRITÉ

POITIERS
IMPRIMERIE DE MARCIREAU & Cie
36, RUE DE L'INDUSTRIE, 36

1880

Tc6
262

76
1880

ÉTUDE MÉDICALE

SUR

L'ARRONDISSEMENT DE POITIERS

Pendant l'année 1878-1879

BIBLIOTHÈQUE NATIONALE
R.F.
IMPRIMÉS

RAPPORT

A M. LE MINISTRE DE L'AGRICULTURE & DU COMMERCE

PAR

Le Dr Jean JABLONSKI

MÉDECIN DES ÉPIDÉMIES
MEMBRE DU CONSEIL D'HYGIÈNE ET DE SALUBRITÉ

POITIERS
IMPRIMERIE DE MARCIREAU & Cie
36, RUE DE L'INDUSTRIE, 36

1880

Tc 6
262

[illegible]

[illegible]

[illegible]

[illegible]

[illegible]

[illegible]

[illegible]

Monsieur le Ministre,

Le Rapport que j'ai l'honneur de vous présenter, en qualité de Médecin des Épidémies de l'arrondissement de Poitiers, se divise en trois parties, qui sont :

1° Des considérations générales sur le climat, la topographie, et sur l'hygiène de la ville et des environs ;

2° Une étude sur la constitution médicale de l'année 1879 ;

3° Quelques remarques sur les maladies épidémiques qui ont sévi sur notre contrée pendant cette même année.

Je ferai remarquer, tout d'abord, que les observations médicales sont ici fort difficiles à recueillir : il n'existe pour ainsi dire aucune statistique officielle, et les certificats de décès ne font point mention du genre de maladie auquel les malades ont succombé. J'ai suppléé autant que possible à cette pénurie de renseignements, en m'informant auprès de mes confrères des résultats obtenus dans leur clientèle, et surtout en consultant les statistiques des Hôpitaux et les nombreuses observations recueillies dans ma clientèle privée et dans le cercle de mes connaissances.

Je dois rendre cependant justice à l'Administration départementale et surtout à l'Administration municipale de la ville de Poitiers, qui se sont efforcées, par leur bienveillant concours, de faciliter ma tâche.

Je prie Monsieur le Ministre de vouloir bien me tenir compte des difficultés que j'ai rencontrées, tout en étant persuadé que tous les documents que je mets sous ses yeux sont absolument exacts, tant au point de vue médical qu'au point de vue météorologique.

J'annexe au présent Mémoire des tableaux statistiques que j'ai établis d'après des documents officiels ; quant aux observations météorologiques dont je me suis servi pour la confection de mon Rapport, je les dois à l'obligeance de MM. de Touchimbert et Izambert.

I. — Considérations générales.

Le climat de l'arrondissement de Poitiers dont je suis, depuis cette année seulement, le Médecin des Épidémies, est compris (d'après la classification de M. le professeur Martins) dans le climat girondin ou du sud-ouest, qui s'étend depuis la Loire et le Cher jusqu'aux Pyrénées. C'est le climat moyen de la France.

La température moyenne y est d'environ 12 degrés ; on y compte cent trente jours pluvieux (à peu près le tiers de l'année) ; et les vents du sud-ouest y règnent ordinairement pendant les deux tiers de l'année environ. Le vent du nord-est les remplace pendant le reste de l'année.

Le territoire de l'arrondissement est placé au centre du département de la Vienne ; il est coupé en deux parties à peu près égales par la vallée du Clain, affluent de la Vienne, qui coule du sud-ouest au nord-est.

Sur la rive gauche du Clain arrivent quatre autres rivières, ses affluents, nommées la Pallu, l'Auxances, la Boivre et la Vonne, et, sur la rive droite, deux seulement : le Miosson et la Clouère.

D'après les belles études de M. de Longuemar, auteur d'une Carte géologique de notre département, le terrain de l'arrondissement de Poitiers est en majeure partie formé par des plateaux de calcaires jurassiques inférieurs, avec nodules de silex reposant sur les marnes argileuses du lias ; mais, à la hauteur de Poitiers, les calcaires jurassiques, moyens d'abord, blancs à texture crayeuse, et bientôt argilo-calcaires, se développent de l'ouest à l'est, et s'inclinent en pente douce vers le nord, sous les marnes et les sables verts des bords du Pallu, que surmontent des collines crayeuses, couvertes de vignobles.

Des argiles sableuses, avec gisements de marnes blanches d'eau douce, jettent un manteau plus ou moins continu sur ces diverses zônes; mais elles laissent plus particulièrement à découvert les calcaires jurassiques de la rive gauche du Clain, et ceux en contact immédiat avec sa rive droite, sur lesquels sont assis les meilleurs vignobles de la contrée.

La population de l'arrondissement, divisée en dix cantons, comprend en total 117,554 habitants, dont 33,253 pour la commune de Poitiers seulement.

La ville de Poitiers occupe un monticule formant une sorte de promontoire avancé, au confluent de la Boivre et du Clain. Autour de la ville s'étend un vaste plateau calcaire, s'élevant, comme la ville elle-même, d'environ 130 ou 140 mètres au-dessus du niveau de la mer, soit 60 ou 70 mètres au-dessus de la vallée du Clain et de la Boivre, altitude suffisante, par conséquent, pour préserver la ville contre l'action des principes infectieux qui pourraient prendre naissance sur les bords des deux rivières. Il faut remarquer aussi que les deux vallées du Clain et de la Boivre, qui entourent Poitiers d'une manière pour ainsi dire continue, aboutissant au nord de la ville à une gorge très-étroite, la vallée de la route de Paris, — doivent déterminer de ce côté un tirage énorme, on ne peut plus favorable à la circulation des fluides atmosphériques et à l'entraînement des miasmes. (*Voir*, à ce sujet, le Rapport de M. le docteur Guignard au Conseil d'hygiène, séance du 8 janvier 1873.)

Les constructions de Poitiers sont anciennes, les rues étroites et tortueuses. Les eaux ménagères y sont versées dans des ruisseaux qui circulent le long des maisons de chaque côté de la rue, et qui, par le seul fait de la pente des principales rues de la ville, vont se rendre dans le Clain, quand les pluies sont assez abondantes pour les y entraîner.

Le sol de la plupart des fosses d'aisances est perméable.

Dans les bas quartiers de la ville, les logements sont particulièrement insalubres; on y voit des familles de six ou huit personnes vivant dans des chambres sans air, et ces pauvres gens ont, en outre, la mauvaise habitude de se servir, pour chauffer leurs logements, de réchauds en fer, espèces de braseros, où ils brûlent du charbon de four, ce qui, chez plusieurs d'entre eux, a provoqué cet hiver des accidents d'asphyxie.

L'eau qui alimente les fontaines de la ville provient des sources dites de la Celle. Le débit de ces sources est notoirement insuffisant pour fournir aux besoins de la population : un grand nombre d'habitants se servent donc des eaux de puits ou de citernes, qui sont toutes plus ou moins contaminées par les matières organiques accumulées en grande quantité dans le sol. Il y a là une cause d'insalubrité bien évidente qu'il est de notre devoir de signaler.

Cette année même il s'est produit à Poitiers des faits inusités et bien dignes d'attirer l'attention, sur lesquels je veux m'arrêter un instant, car ils sont intimement liés à cette *question des eaux* qui joue un si grand rôle dans l'hygiène de notre ville.

A la fin du mois de décembre 1878, un certain nombre d'habitants se trouvèrent tout à coup incommodés par l'usage de l'eau des fontaines. Cette eau, ordinairement limpide, était devenue trouble et jaunâtre ; son odeur était repoussante, et il était impossible de manger les aliments et particulièrement le bouillon qu'elle avait servi à préparer.

Une enquête fut ouverte, et l'on arriva à ces conclusions, que les sources qui servaient à l'alimentation de la ville se trouvaient empoisonnées par des liquides infects, provenant de dépôts de fumiers et de vidanges établis sur le plateau où ces sources prennent naissance, et que ces liquides, entraînés par les pluies, pénétraient à travers les failles de rochers jusqu'à la nappe d'où les sources tiraient leur origine.

On constata en même temps que tous les puits provenant de la même nappe d'eau étaient également infectés par des matières organiques, qui leur donnaient une odeur nauséabonde.

Ces faits donnèrent à penser et, selon moi avec raison, que ces liquides infects provenant des dépôts de fumiers et d'immondices du plateau des Dunes, et aussi des latrines des casernes d'artillerie établies en cet endroit, pourraient à la longue pénétrer, par des infiltrations successives, à travers toutes les couches du sol et arriver ainsi, dans un temps assez rapproché, à infecter complétement les sources qui alimentent les fontaines de la ville et à rendre impossible l'usage des eaux de Poitiers.

Ces faits, sur lesquels je n'insisterai pas davantage, sont donc de nature à intéresser l'Administration de notre ville et le Gouvernement, sur la sollicitude desquels nous comptons pour remédier à cet état de choses.

Pour le moment, l'autorité municipale ayant fait prendre des mesures afin d'assurer le libre écoulement des eaux infectes qui séjournaient sur le plateau des Dunes, et ayant fait boucher les principales fentes de rochers par lesquelles l'infiltration s'était produite, tout danger immédiat est écarté.

Les eaux sont redevenues claires et potables ; mais un grand nombre d'habitants avaient profité de la circonstance pour se pourvoir de filtres au charbon, ce qui est un véritable progrès, car — j'ai déjà eu l'occasion de le dire — les eaux de tous les puits et citernes de la ville doivent être depuis longtemps plus ou moins contaminées par les matières organiques, qui, par suite de la malpropreté des habitants, se sont infiltrées dans le sol de Poitiers. Ce serait le cas d'appliquer ce vieux proverbe : « *A quelque chose malheur est bon* » si tous les habitants avaient pu se munir de ces filtres qui, aujourd'hui plus que jamais, me paraissent indispensables pour assurer la santé de la population.

En résumé, la position topographique de la ville de Poitiers étant excellente, la santé générale ne laisserait rien à désirer si nous avions de bonne eau en quantité suffisante, et si — il faut bien en convenir. — la propreté n'était pas bannie de nos rues mal pavées, mal nettoyées, mal arrosées.

La question des eaux, surtout, est de nature à nous inspirer de grandes inquiétudes, non-seulement dans l'avenir, mais dans le présent ; car, au lieu de 150 litres par jour et par habitant dont nous aurions besoin (ce chiffre de 150 litres a été adopté par M. Darcy pour la ville de Paris, et par M. Parkes pour la ville de Londres), nous n'avons à Poitiers que *quarante litres* par habitant, « minime quantité qui, bien des fois, hélas ! n'a pas été livrée (1) ». Comment pourvoir, avec une si faible quantité d'eau, aux besoins d'un service municipal quelconque, — puisque, d'après Parkes, il faudrait 54 litres pour le service domestique ?... Aussi les habitudes de malpropreté se transmettent-elles de génération en génération dans notre malheureuse ville, et cette triste situation persistera longtemps encore, en dépit des médecins hygiénistes, si une administration intelligente et éclairée ne vient pas promptement à notre aide, en amenant dans nos murs les eaux des sources de Fleury, que les Ro-

(1) *Voir* à ce sujet le Mémoire de M. Grange, agent-voyer en chef, sur *la qualité des Eaux du Clain* (Poitiers, 1872), et un Rapport sur la même question, par M. de Lafond, ingénieur des ponts et chaussées (Poitiers, 1870).

mains utilisèrent autrefois pour les besoins des habitants de l'antique *Limonum*, le Poitiers d'alors (1).

II. — CONSTITUTION MÉDICALE DE L'ANNÉE 1879.

—

Statistique de l'année 1879.

L'année 1879, prise dans son ensemble, a été peu favorable à la ville de Poitiers. En effet, le nombre des décès, qui, depuis cinq ans, n'avait pas dépassé le chiffre de 779, soit 2,34 pour cent, s'est élevé en 1879 à 809, soit 2,43 pour 100. Et cependant nous n'avons pas eu d'épidémies autres qu'une rougeole peu meurtrière au printemps, et l'entérite cholériforme au mois de septembre ; il faut donc attribuer cet accroissement de la mortalité aux froids intenses que nous avons eu à supporter au commencement de notre grand hiver, et qui ont amené avec eux une série d'affections catarrhales, bronchites, grippes et pneumonies plus ou moins graves.

En revanche, et ceci doit nous tranquilliser un peu au point de vue de l'avenir de notre population, — tandis que le total des naissances ne s'élevait qu'à 720 pour l'année 1878, il a atteint en 1879 le chiffre de 752. On peut donc espérer que la natalité, qui est en voie de progrès, pourra, l'année prochaine, dépasser la mortalité, comme cela s'est vu en 1875 et en 1876.

Je ferai observer aussi que, si, depuis trois ans, le chiffre des décès a dépassé celui des naissances, et si, même les années précédentes, le chiffre des naissances ne dépassait guère que de quelques unités celui des

(1) Consulter à ce sujet les intéressants travaux de M. de Longuemar : *La Question des Eaux* (Poitiers, 1879).

décès, cela tient surtout, comme le faisait très-judicieusement remarquer M. le docteur Guignard, au Conseil d'hygiène (séance du 8 janvier 1873), à ce que « depuis un certain nombre d'années, il s'est fondé à Poitiers un grand nombre d'établissements, dont les uns sont consacrés à l'éducation et à l'instruction de la jeunesse, les autres occupés par des corporations religieuses. Or, ces établissements, qui représentent une population considérable, peuvent fournir des décès, mais ne fournissent pas de naissances. »

Or, d'après le recensement fait en 1876, Poitiers comptait sur une population de 33,253 habitants, 3,876 *célibataires recensés en bloc*, dont environ 800 célibataires religieux des deux sexes, et une garnison de 2,000 hommes également célibataires. La population des écoles et des colléges qui est ici fort nombreuse pouvait être évaluée à 700 élèves internes à peu près. Le reste *des célibataires recensés en bloc* se compose des détenus et des malades des hospices.

Depuis 1876, notre garnison militaire s'est accrue d'un millier d'hommes environ, ce qui porterait à près de quatre mille le nombre des célibataires qui, par le fait de la loi militaire ou par suite de vœux monastiques et religieux, ou, enfin, en raison de leur état de santé ou de la détention qu'ils subissent dans une maison d'arrêt, ne contribuent que, pour une faible proportion, à augmenter le nombre des naissances dans notre ville. C'est, je le crois, la seule manière d'expliquer l'infériorité du chiffre des naissances par rapport à celui des décès, car la mortalité moyenne à Poitiers est moins considérable que dans la plupart des villes.

En effet, la mortalité moyenne de la France est de 2,40 pour une période de 62 ans (de 1810 à 1872), et dans ce chiffre la mortalité moyenne des villes peut être évaluée à 2,50 pour 100. Nous sommes donc encore à Poitiers bien au-dessous de la moyenne, et il y a là de quoi rassurer les alarmistes qui ne jugent notre cité que d'après sa mauvaise réputation.

Les tableaux de recrutement que j'ai annexés à la fin de mon Rapport prouvent, au contraire, que notre population est vigoureuse. Ainsi l'on compte en moyenne dans la commune de Poitiers 16,02 cas de réforme pour 100, tandis que dans certains départements, le Morbihan par exemple, la proportion est de 23,32 pour 100 (Fouquet).

Quant aux mariages, dont j'ai omis de parler dans cette courte étude statistique, ils se sont élevés, pour l'année 1879, au nombre de 228.

Enfin, je dois à la bienveillance de la Commission administrative des Hôpitaux d'avoir pu consulter les documents officiels qui indiquent pour cette année un chiffre de 37 décès dans la garnison militaire de notre ville, soit environ 12 pour 1,000.

Étude sur l'année médicale 1878-79.

Avant d'aborder l'étude véritable de la *constitution médicale*, c'est-à-dire « le rapport entre les influences cosmiques et la manière d'être des maladies », il importe de faire remarquer que la division que j'ai adoptée dans la suite de ce travail diffère un peu de celle qu'ont admise jusqu'à ce jour la plupart de mes confrères.

Dans son très-remarquable Rapport sur les épidémies de 1875, notre honorable confrère, M. le docteur Briquet, recommande aux médecins des épidémies d'étudier chaque année la constitution médicale de leurs localités, et, pour plus de facilité, il leur conseille de diviser l'année, du 1er janvier au 31 décembre, en quatre trimestres. Cette méthode me paraît certainement très-commode ; mais il m'a semblé avantageux d'y introduire une modification, qui consiste à faire commencer *l'année médicale*, non plus au 1er Janvier, mais au 1er Décembre, de façon à pouvoir la subdiviser en quatre trimestres comprenant, le premier : Décembre, Janvier, Février ; — le second : Mars, Avril, Mai : — le troisième ; Juin, Juillet, Août, — et le quatrième : Septembre, Octobre et Novembre.

Les avantages principaux qui résulteront pour l'étude de la constitution médicale de cette division arbitraire de l'année seront, d'abord de nous permettre peut-être de recevoir en temps utile les renseignements administratifs de la plupart des communes rurales, renseignements qui nous font défaut jusqu'à ce jour, les relevés statistiques de l'année 1879 n'étant pas encore complétement terminés ; — en second lieu, de mettre nos études d'accord avec les travaux des sociétés locales de météorologie, dont les indications nous sont précieuses pour la confection de nos rapports.

Il est certain que, dans nos climats, les saisons ne commencent pas réellement aux solstices et aux équinoxes, mais bien plus tôt : ainsi les froids de l'hiver se font toujours sentir avant le 21 Décembre. Cette année particulièrement (1879), le mois de Décembre tout entier a bien été un mois d'hiver, et les maladies régnantes à cette époque doivent être bien plutôt rattachées aux maladies *a frigore* qu'aux maladies régnantes de la saison d'automne. Il en est de même pour les autres saisons qui *avancent*, pour ainsi dire, sur l'époque fixée par les astronomes ; c'est pourquoi nous préférons suivre la division que nous avons adoptée, et qui nous permettra mieux qu'aucune autre de réunir les maladies endémiques par groupes similaires.

Avant d'étudier chaque trimestre en particulier, nous dirons que la moyenne barométrique de l'année médicale a été de 761mm19, — et la moyenne thermométrique de + 9° à 10° environ. L'année a été pluvieuse et le vent du sud-ouest a régné pendant les deux tiers de l'année. La plus basse température a été observée le 12 décembre 1878, et la plus haute le 2 août 1879.

Dans cette même période (du 1er décembre 1878 au 1er décembre 1879), la mortalité pour Poitiers s'est élevée au chiffre de 769 décès (ce qui fait, pour l'année médicale, 40 décès de moins que pour l'année solaire).

Ces décès sont ainsi répartis par mois :

En Décembre 1878.	69 décès
Janvier 1879.	63
Février.	56
Mars.	81
Avril.	74
Mai.	76
Juin.	69
Juillet.	45
Août.	48
Septembre.	74
Octobre.	54
Novembre.	60

On voit par ce tableau que la mortalité a été relativement élevée au printemps, faible en été et à peu près moyenne en hiver et en automne ; sauf le mois de Septembre, pendant lequel a sévi l'épidémie d'entérite cholériforme.

Le nombre des naissances, pendant l'année médicale, a été de 754, et celui des mariages de 229.

J'aurais voulu pouvoir donner des détails sur les diverses maladies qui ont amené les 769 décès constatés à Poitiers du 1er décembre 1878 au 1er décembre 1879. Malheureusement, il n'y a aucune statistique qui puisse me renseigner sur cette question, aucun médecin n'étant chargé de constater officiellement les décès, et l'Administration n'ayant, jusqu'à présent, jamais pu obtenir des médecins de la ville que le nom de la maladie figurât sur le bulletin du décès. Cela tient, paraît-il, à ce que certains médecins, jaloux de conserver leur prestige aux yeux de la population, ont fait observer autrefois à l'autorité municipale que la nomination d'un médecin chargé de constater les décès aurait quelque chose de désagréable pour ses confrères, dont il pourrait relever malicieusement les erreurs de diagnostic ; d'autres, poussés par un scrupule que je trouve excessif, ont allégué que cette mention de la nature de la maladie sur le bulletin de décès portait atteinte au secret médical ; d'autres enfin, ont trouvé que cette réforme, jugée nécessaire par des médecins comme MM. Broca et Bertillon, était absolument inutile, et que tout était pour le mieux dans le meilleur des mondes, et cætera ; — toutes raisons qui ne me paraissent bonnes qu'à Poitiers, puisqu'à Paris, à Lille, à Tours et dans bien d'autres villes, on agit différemment sans que personne y trouve rien à redire. Le fait est qu'à Poitiers, la statistique des causes de décès a passé jusqu'à ce jour pour une chose impraticable.

D'autre part, il est absolument impossible à un médecin quelconque de l'établir à lui tout seul, car il faudrait que chacun de ses confrères voulût consentir à lui donner un relevé des maladies qui ont causé les décès des personnes de sa clientèle, et, ici, il semble qu'au contraire chacun cherche à se cacher de son voisin, comme pour donner raison à ce vieux dicton que j'ai souvent entendu répéter par notre regretté maître, le professeur Gaillard :

« La terre couvre les fautes des médecins. »

Il m'a donc fallu me contenter de relever la statistique des décès dans les hôpitaux ; mais comme elle est à peu près insignifiante en ce qui concerne l'élément civil, je mettrai seulement sous vos yeux le tableau de la mortalité dans la population militaire de notre ville, en appelant votre attention sur certains points qui me paraissent intéressants.

Et d'abord, la garnison de Poitiers, qui compte plus de trois mille hommes, se compose de trois régiments : le 125ᵉ régiment de ligne, caserné dans l'intérieur de la ville (à Sainte-Catherine et au Petit-Séminaire) ; le 20ᵉ régiment d'artillerie, caserné également en ville (à Montierneuf), et le 33ᵉ régiment d'artillerie, caserné sur le plateau des Dunes, au nord-est de la ville, de l'autre côté du Clain. Or, voici quels sont les chiffres de la mortalité dans ces trois régiments (du 1ᵉʳ décembre 1878 au 1ᵉʳ décembre 1879) :

125ᵉ de ligne.	4 fièvres typhoïdes. 1 affection tuberculeuse.
Total.	5 décès.
20ᵉ d'artillerie.	1 fièvre typhoïde. 1 fièvre intermittente et entérite. 3 pneumonies. 1 péritonite. 1 pleurésie.
Total.	7 décès.
33ᵉ d'artillerie.	15 fièvres typhoïdes. 1 rougeole. 1 méningite. 1 hépatite. 1 hernie étranglée. 2 affections tuberculeuses. 2 pneumonies. 1 péritonite.
Total.	24 décès.

Il résulte de cette statistique que sur 36 décès militaires 24, c'est-à-dire les deux tiers, appartiennent au 33ᵉ régiment d'artillerie. Comment expliquer cette mortalité relativement excessive dans un régiment qui se trouve caserné en dehors de la ville? Nous nous réservons d'en étudier les causes dans le chapitre que nous avons consacré aux maladies épidémiques ; il nous suffit pour le moment d'avoir constaté ce fait.

Premier trimestre ou trimestre d'hiver.

L'hiver 1878-79 a été long et pluvieux.

Le froid n'a pas été intense, mais il y a eu peu de belles journées.

Il y a eu de la gelée blanche pendant vingt-cinq jours, savoir : en Décembre, quinze jours de glace ; en Janvier, sept jours, et trois jours en Février.

La neige a tombé pendant douze jours : sept jours en Décembre, deux jours en Janvier et trois jours en Février.

Il y a eu d'assez fortes pluies en Janvier et Février. Le vent nord-nord-est a prédominé pendant l'hiver. Les moyennes barométriques ont été les suivantes :

En Décembre 1878.	$757^{mm}95$.
En Janvier 1879.	$761^{mm}45$.
En Février 1879.	$754^{mm}45$.

La plus basse pression de l'année a été observée le 20 février ; elle atteignait $731^{mm}14$.

Dans la même période, l'observation des moyennes thermométriques a donné :

En Décembre 1878.	$+ 2^o,07$.
En Janvier 1879.	$+ 2^o,70$.
En Février.	$+ 6^o,25$.

Les maladies du trimestre d'hiver ont été, comme toujours, des affections des voies respiratoires, des coryzas, des angines, des pleurésies, des pneumonies, des bronchites surtout. Il y a eu aussi à ce moment une épidemie de rougeole dans le régiment de la garnison de Poitiers. Du 1er décembre 1878 au 1er mars 1879, soixante-six malades atteints de rougeole ont été traités à l'Hôtel-Dieu; un seul a succombé. Nous reviendrons plus loin sur cette épidémie qui a gagné la ville à la fin de l'hiver.

En Décembre 1878 et en Janvier 1879, les décès ont surtout porté sur des phthisiques adultes et sur des gens atteints d'affections catarrhales entées sur des emphysèmes pulmonaires ou des lésions chroniques du système circulatoire.

En Février, un assez grand nombre d'enfants ont été atteints de bronchites graves; il y a eu aussi dans ce mois quelques cas de coqueluche et de fièvre scarlatine.

Deuxième triméstre ou trimestre de printemps.

Le printemps a été froid, pluvieux, désagréable.

Les moyennes barométriques de cette saison ont été les suivantes :

En Mars.	762mm,39
En Avril.	755mm,59
En Mai.	763mm,55

Les moyennes thermométriques :

En Mars.	+ 7°,96
En Avril.	+ 8°,13
En Mai.	+ 10°,43

Les maladies régnantes chez les enfants ont été des rougeoles nombreuses, quelques coqueluches, des bronchites et quelques laryngites striduleuses. J'ai observé un seul cas de croup bien caractérisé qui, du reste, s'est terminé par la mort avant qu'on ait songé à

BIBLIOTHÈQUE NATIONALE R.F. IMPRIMÉS

appeler le médecin. Il y a eu aussi chez les enfants quelques cas de fièvre intermittente.

Chez les adultes, j'ai été appelé à soigner des affections catarrhales fébriles, des rhumatismes, quelques pneumonies et un certain nombre de rougeoles. Il y a eu un assez grand nombre de congestions cérébrales au mois d'avril.

La mortalité a été relativement forte pendant ce trimestre, qui, à lui seul, présente un chiffre de 231 décès, soit près du tiers de la mortalité totale de l'année médicale 1878-79.

Troisième trimestre ou trimestre d'été.

Le temps a été froid et humide jusque vers le 15 juillet. A partir de ce jour, jusqu'à la fin d'août, on est accablé par une chaleur d'autant plus pénible à supporter qu'elle est venue brusquement. La plus haute température de l'année a été enregistrée le 2 août.

Le thermomètre a marqué en moyenne :

En Juin.	16°,63
En Juillet.	16°,55
En Août.	19°,78

Les moyennes barométriques ont été pendant cette même période :

En Juin.	762mm,02
En Juillet.	763mm,15
En Août.	762mm,70

Il y a eu quatorze jours de tonnerre en été. Les vents du sud-ouest ont régné pendant presque toute la saison. On a observé dans ce trimestre les maladies suivantes :

Au mois de Juin, la rougeole dura encore une quinzaine de jours ; en même temps il y eut des bronchites, quelques fièvres intermittentes, plusieurs cas d'apoplexie cérébrale à la fin du mois.

Au mois de Juillet le temps fut assez beau, l'état sanitaire fut satisfaisant. Il n'y eut que 45 décès à enregistrer dans la ville ; c'est le mois de l'année où la mortalité a été la plus faible.

Au mois d'Août, la chaleur, qui avait commencé à se faire sentir à la fin du mois précédent, devient de plus intense ; les pluies sont rares, les matinées et les soirées deviennent plus fraiches à la fin du mois.

A cette époque je constate des apoplexies cérébrales assez nombreuses, et de graves affections des voies digestives ; à la fin du mois surtout les diarrhées deviennent fréquentes, et l'entérite cholériforme commence à se manifester.

Quatrième trimestre ou trimestre d'automne.

L'automne a été plus froid qu'humide, et n'a pas permis aux fruits de mûrir parfaitement.

La récolte de vin a été mauvaise dans notre arrondissement, et on n'a pas eu lieu d'être plus satisfait de la qualité du vin que de la quantité récoltée. Notre pays étant essentiellement vinicole, cette remarque a son importance.

L'époque des semailles des blés a bien commencé et s'est continuée par un temps favorable jusqu'au 14 Novembre, époque à laquelle ont commencé les gelées qui ont durci la terre et empêché de labourer jusqu'à présent (janvier 1880.)

Moyennes barométriques du 4e trimestre :

En Septembre.	763mm46.
En Octobre.	765mm66.
En Novembre.	761mm63.

Moyennes thermométriques pour la même période :

En Septembre.	16°,34.
En Octobre.	11°,84.
En Novembre.	+ 3°,46.

C'est au mois de Septembre que le choléra infantile atteint son summum d'intensité : dans ce mois, les décès qui étaient seulement de 48 pour le mois d'août arrivent au chiffre de 74 dont 27 pour les enfants au-dessous d'un an (tandis que le mois d'août comptait seulement 6 décès d'enfants du premier âge). Chez les enfants du second âge, les maladies dominantes sont également des diarrhées, des entérites plus ou moins graves, et, chez les adultes des coliques, quelques péritonites et quelques cas de fièvre typhoïde.

En Octobre, diminution de la mortalité : l'entérite cholériforme cesse dans la première semaine (on compte seulement onze décès d'enfants dans ce mois). Les maladies régnantes sont encore des affections gastro-intestinales.

En Novembre, les maladies sont à peu près les mêmes ; mais les catarrhes pulmonaires, précurseurs de l'hiver, commencent à réapparaître.

C'est en Décembre surtout que nous verrons la cohorte des maladies des voies respiratoires envahir notre ville et amener une mortalité considérable, particulièrement chez les vieillards. La statistique du mois accuse à Poitiers cent neuf décès, c'est-à-dire près de quatre par jour. Cette mortalité excessive, en l'absence de toute épidémie, tient aux froids intenses que nous avons subis. On a vu en effet le thermomètre s'abaisser à l'intérieur de la ville jusqu'à 14 degrés au-dessous de zéro, et la moyenne du mois de décembre a été de — 4°,4 d'après M. Izambert, président de la Commission de météorologie. Il est facile de comprendre que la population ait souffert considérablement d'un pareil abaissement de température, quand on connaît l'organisation défectueuse de nos maisons au point de vue du chauffage et quand on sait à quelles privations la classe ouvrière a été soumise pendant cet hiver rigoureux.

J'aurais voulu faire pour toutes les communes de mon arrondissement une étude de la constitution médicale, analogue à celle que j'ai faite pour la ville de Poitiers; mais la chose m'ayant paru à peu près impraticable, faute de documents administratifs, — et le peu de temps qui me reste pour terminer mon Rapport ne me permettant pas d'entreprendre une enquête personnelle qui m'obligerait à des déplacements nombreux ou tout au moins à une longue correspondance avec les maires et les médecins des environs, — j'ai renvoyé cette étude à l'année prochaine, avec l'espoir d'arriver peut-être à un meilleur résultat.

III. — Remarques sur les maladies épidémiques de l'année 1878-79.

Du 1er décembre 1878 au 1er décembre 1879 nous n'avons eu à Poitiers que deux épidémies : une épidémie de rougeole, qui a duré pendant les six premiers mois de l'année, et une épidémie d'entérite cholériforme, qui a débuté à la fin d'août et s'est terminée au commencement du mois d'octobre ; mais d'autres épidémies ont été signalées dans certaines localités de l'arrondissement, ainsi qu'il résulte des documents qui m'ont été adressés par quelques maires et par quelques médecins de ma circonscription.

C'est ainsi que sur les huit cantons dont se compose

notre arrondissement (les deux cantons de Poitiers non compris), j'ai reçu des renseignements sur les cantons de Lusignan, de Mirebeau, de Saint-Georges, de Saint-Julien, de Vivône et de la Villedieu. Restent encore les cantons de Neuville et de Vouillé dont je n'ai rien reçu.

Les documents qui me sont parvenus sont, du reste, fort incomplets ; ils peuvent fournir cependant quelques indications utiles. Aussi les analyserai-je tout d'abord.

Canton de Lusignan. — M. le docteur Cibiel nous signale une petite épidémie de fièvre typhoïde dans la commune de Cloué. J'y reviendrai dans un paragraphe spécial, consacré à l'étude de cette maladie.

Canton de Mirebeau. — M. le docteur Alexandre Niezabitowski, qui exerce dans cette contrée depuis plus de quarante ans, m'a adressé la note suivante :

« L'année sanitaire qui va finir a été exceptionnellement bonne. — Quelques fluxions de poitrine, des pleurésies assez fréquentes, dont deux purulentes (une d'elles s'est terminée par la mort), — une épidémie de coqueluche où j'ai observé des cas graves, mais avec une faible mortalité, — enfin une petite épidémie de fièvre muqueuse assez bénigne, — voilà le bilan sanitaire de cette année. »

M. le docteur Édouard Orlowski, de Mirebeau, me signale une épidémie de coqueluche dont je reparlerai plus loin. Quant à la fièvre typhoïde, il ajoute seulement : « J'ai observé quelques cas de fièvre muqueuse qui ne me paraissent pas suffisamment nombreux pour constituer une épidémie. »

Canton de Saint-Georges-les-Baillargeaux. — M. le docteur Gambier, de Jaulnay, m'a adressé un tableau statistique de l'examen duquel il résulte que les communes de Jaulnay et de Chasseneuil ont été atteintes cette année de quatre épidémies : rougeole, varioloïde, scarlatine, fièvre typhoïde. On trouvera plus loin quelques détails sur ces épidémies.

Canton de Saint-Julien-l'Ars. — M. le maire de Saint-Julien nous signale une épidémie de coqueluche ayant sévi au printemps dans toutes les communes de son canton.

Canton de Vivône. — M. le maire de Vivône nous informe qu'en Janvier 1879 il a régné dans sa commune une épidémie de rougeole.

Canton de La Villedieu. — L'autorité administrative nous informe qu'il n'y a pas eu d'épidémies dans le canton en 1879.

Nous étudierons maintenant en particulier les diverses épidémies qui nous ont été signalées.

Rougeole. — Pendant les trois premiers mois de l'année, l'épidémie de rougeole a été limitée aux trois régiments de la garnison de Poitiers ; dans cette période de trois mois, soixante-douze militaires ont été traités dans les hôpitaux. Le 125e régiment de ligne, qui avait été atteint le premier, a présenté à l'observation treize individus (du 6 décembre 1878 au 15 janvier 1879). Le 20e régiment d'artillerie, atteint le second, a eu douze malades (du 1er janvier au 1er avril). Le 33e régiment d'artillerie, atteint le dernier, a fourni quarante-sept malades (du 15 janvier au 1er avril). Ces rougeoles n'ont présenté à l'observation rien de particulier. La plupart des hommes étaient en pleine période d'éruption à leur entrée à l'Hôtel-Dieu ; ils y restaient en moyenne de 15 à 20 jours, à cause des complications bronchiques qui parfois ont été assez graves pour nécessiter un séjour prolongé ; mais, en somme, l'épidémie n'a présenté aucun caractère de malignité, et *un seul malade* a succombé.

C'est surtout pendant les mois de Janvier et de Février

que l'épidémie a sévi sur la garnison avec le plus d'intensité. En effet, sur les 72 cas que nous avons signalés, on en trouve 10 en Décembre, 22 en Janvier, 34 en Février, 5 en Mars et 1 en Avril.

Au mois de Mars, l'épidémie, qui avait pris naissance dans les casernes, s'est étendue aux quartiers voisins. Signalée d'abord au voisinage du 125e, dans les rues de l'Arceau et de Sainte-Catherine, puis dans le faubourg du Pont-Neuf, elle a envahi la paroisse de Saint-Pierre, et de là s'est étendue à toute la ville. Aux mois d'Avril et de Mai, un grand nombre d'enfants et quelques adultes jeunes ont été atteints par l'épidémie.

Chez plusieurs enfants, surtout chez les très-jeunes, il y a eu comme complications des broncho-pneumonies assez graves. L'épidémie cependant n'a fait que peu de victimes; car, sur une centaine de cas que j'ai observés, j'ai enregistré seulement quatre décès survenus chez des enfants de 1 à 3 ans, deux à la fin de l'éruption et deux au bout de plusieurs semaines, tous également dus à des complications bronchiques.

A Jaulnay, la rougeole a régné au mois de Mai et de Juin ; la durée moyenne de l'affection a été de 8 jours ; il y a eu 55 individus d'atteints dans les deux communes de Jaulnay et de Chasseneuil, qui comptent ensemble 3,250 habitants ; sur ce nombre de 55 rougeoles, un seul décès dans la commune de Jaulnay.

A Vivône, l'épidémie de rougeole qui s'est manifestée au mois de Janvier 1879 a été très-bénigne ; — elle a atteint environ 20 individus sur 2,290 habitants. Aucun décès.

Entérite cholériforme. — Cette épidémie a régné sur la ville de Poitiers depuis la fin du mois d'Août jusqu'au commencement d'Octobre. Elle a atteint un grand nombre d'enfants et, pour ma part, j'en ai vu quarante environ, âgés de moins de deux ans. Je ne parle pas des diarrhées légères qui ne se sont pas accompagnées de vomissements, et qui tenaient, soit à l'influence de la saison, soit au travail de la dentition ; celles-là ont été peu graves, et, dans la plupart des cas, n'ont pas nécessité l'intervention du médecin.

Les cas d'entérite cholériforme que j'ai été à même d'observer ont eu une tout autre gravité.

La maladie s'est manifestée vers la fin d'Août, époque de l'année où la température s'est le plus élevée (+ 20°). A ce moment, les pluies qui avaient tombé abondamment pendant toute la saison sont devenues rares ; les journées étaient chaudes, et les matinées et les soirées déjà fraîches. En quelques jours, l'épidémie a envahi les bas-quartiers de la ville où les habitants sont entassés dans des logements souvent insalubres, et où on ne prend guère de précautions hygiéniques à l'égard des enfants. Pendant le mois de Septembre, le nombre des enfants atteints a été assez considérable, et, d'après mes calculs, d'environ deux cents pour toute la ville, car le nombre des décès d'enfants du premier âge s'est élevé dans ce mois à 27, tandis que le chiffre du mois d'Août était de 6 décès pour les enfants au-dessous d'un an, et pour le mois d'Octobre, où quelques enfants ont succombé à l'entérite, — ce chiffre n'a pas dépassé 11 décès.

Pour ma part, j'ai perdu cinq petits malades : trois en Septembre, âgés l'un de un mois, l'autre de deux mois, le troisième de quatorze mois, — et deux dans le mois suivant et le même jour : un petit garçon de huit mois et ma propre fille, âgée de vingt-trois mois, qui a succombé à la fin de l'épidémie, le 6 octobre. J'ai donc été malheureusement à même d'étudier de près la maladie, et, chez tous les enfants que j'ai observés, la marche de cette entérite m'a paru très-analogue à celle du choléra. Les uns étaient atteints d'une diarrhée prémonitoire et tout à coup survenaient les vomissements incoercibles, le refroidissement et la mort; les autres étaient d'emblée pris tout à la fois de vomissements et de diarrhée, et l'affection allait toujours en augmentant, jusqu'à la mort, qui survenait dans une période de deux à huit jours.

La plupart des enfants que j'ai soignés appartenaient à la classe pauvre ; plusieurs avaient été élevés au biberon ; j'en ai cependant vu de très-robustes et allaités au sein qui étaient en proie à la maladie ; l'enfant de huit mois qui a succombé le 6 octobre était de ceux-là. Le plus souvent, les enfants qui tétaient encore, après avoir souffert pendant huit, dix, ou quinze jours, finissaient par se rétablir ; chez quelques-uns, l'affection a duré plusieurs semaines, avec des alternatives de vomissements et de diarrhée ; aucun de ces derniers n'a succombé.

Les enfants qui ne tétaient plus depuis plusieurs mois étaient beaucoup moins exposés à la maladie ; mais ceux qui en étaient atteints avaient de la peine à se remettre. Ainsi l'enfant de quatorze mois que j'ai perdu en Septembre était sevré depuis deux ou trois mois.

Quant à ma fille, qui fut une des dernières victimes de l'épidémie, elle était d'une constitution délicate ; élevée au sein, elle avait été sevrée dans le courant de Mai, à dix-neuf mois, et le changement de nourriture n'avait pas paru l'incommoder. Le 29 septembre, jour où elle a été prise brusquement de vomissements et de diarrhée, il lui manquait encore une canine et une molaire du 1er groupe (les quatorze autres dents étaient venues sans trop de difficulté). On ne la sortait ni le matin ni le soir ; elle était chaudement vêtue, et son régime était surveillé de près : sa nourriture habituelle consistait en potages et en lait ; aucune imprudence n'avait été commise, et quelques heures avant l'apparition des premiers symptômes, qui se sont manifestés vers deux heures du matin, elle paraissait jouir d'une parfaite santé. Enfin, elle avait échappé à l'influence de la saison d'été, puisque la température qui, au début de l'épidémie était de plus de 20 degrés, s'était abaissée de 4 ou 5 degrés à la fin du mois de Septembre. Aussi, j'ai tout lieu de croire que l'affection à laquelle elle a succombé est due à la contagion; car chaque jour, et malgré mes défenses réitérées, on amenait à ma consultation des enfants atteints du choléra infantile. Quoi qu'il en soit, ma fille, dont la maladie n'a duré que huit jours, a été sidérée dès le début ; — à partir du troisième jour, il ne me restait plus aucun espoir de la sauver, et tous les traitements qu'avec l'assistance de confrères dévoués j'ai mis en usage n'ont pu enrayer un seul instant la marche de la maladie.

Chez tous les enfants atteints par l'épidémie, j'ai remarqué, comme symptômes dominants, une soif excessive, même aux derniers moments : l'enfant, quelque affaibli qu'il fût, se précipitait avec avidité sur la tasse ou sur la cuiller qu'on lui présentait ; — avec cela, des selles entièrement séreuses et semblables à de l'eau teintée en jaune et contenant quelques flocons verdâtres, — des vomissements continuels de toutes les boissons ingérées, — une altération des traits et un amaigrissement considérable dès les premières heures, — de l'anxiété, — des cris, — l'aplatissement du ventre, le refroidissement, — la cyanose des extrémités, — enfin, tous les symptômes que les auteurs ont déjà décrits, et dont il est inutile de remettre sous vos yeux le triste tableau.

Le traitement employé par nous a été assez varié suivant les indications. Tout d'abord, je faisais envelopper le ventre de l'enfant dans de la flanelle, et je recommandais de veiller à ce qu'il fût couvert chaudement ; en même temps, j'ordonnais dès le début le régime lacté. Pour combattre la diarrhée et les vomissements, j'ordonnais le bismuth à la dose de 1 à 3 grammes par jour, et je faisais prendre deux ou trois cuillerées d'eau de chaux dans 500 grammes de lait; je prescrivais en même temps des onctions sur le ventre, avec un mélange d'huile de camomille camphrée et de baume tranquille, et des lavements amidonnés avec une ou deux gouttes de laudanum, suivant l'âge des enfants. Si les vomissements et la diarrhée persistaient, je coupais le lait que prenait l'enfant avec de l'eau de Vichy, et je lui donnais une potion avec une, deux, trois, quatre gouttes de laudanum à prendre dans les vingt-quatre heures, — ou bien encore une potion contenant pour 125 grammes de véhicule, une demi-goutte de teinture de *veratrum album*, ou ellébore blanc. Ce remède, préconisé par les médecins homœopathes, m'a donné parfois des résultats inespérés. Dans certains cas rares où le régime lacté n'était pas supporté, j'ai donné la décoction blanche de Sydenham, du jus de viande, et quelquefois du bouillon et du vin de Bordeaux. Dans quelques circonstances, j'ai aussi employé l'ipécacuanha à petites doses, et le tannin contre la diarrhée, — le sulfate de quinine contre les intermittences, — les vésicatoires au creux épigastrique, — mais aucun de ces derniers moyens ne m'a paru réussir. Souvent, quand l'enfant était très-affaibli, j'ajoutais, dans les potions, quelques gouttes d'alcoolat de mélisse ou d'élixir de Garus, ou bien encore j'administrais, dans la journée, trois ou quatre cuillerées à café d'un sirop tonique dont voici la formule (Bourgogne) :

℞ Sirop de quinquina.	aa 20 grammes.
Sirop d'écorces d'oranges amères.	
Sirop de fleurs d'oranger. . . .	
Vin de Malaga.	

Mêlez.

L'emploi combiné de ces moyens, suivant les indications, m'a donné ordinairement de bons résultats; mais aussi, dans certains cas, comme celui de ma fille, tous ces moyens et d'autres encore ont été mis en usage et n'ont abouti à aucun résultat.

Quant aux causes de la maladie, — après la contagion, la principale est sans contredit l'influence des conditions météorologiques. En effet, au début de l'épidémie de 1879, la température qui, au mois de juillet, n'était à Poitiers que de 16°, s'était élevée tout à coup à + 20°, et les pluies qui avaient tombé toute l'année ayant cessé à ce moment, il régnait pendant la journée une chaleur relativement excessive. Le soir venu, dans les maisons où les conditions hygiéniques n'étaient pas scrupuleusement observées, les enfants étaient couchés sur le lit sans couvertures — les fenêtres des appartements restant ouvertes, — et c'est alors que — comme le fait très-judicieusement remarquer le docteur Vedel (1) — le rayonnement intense, l'abaissement physiologique de la température pendant le sommeil et l'évaporation de la sueur concouraient à la production du phénomène pathogénique.

Coqueluche. — A Poitiers, je n'ai observé cette année qu'un petit nombre d'enfants atteints de coqueluche au printemps ; j'ai remarqué que ces cas étaient exceptionnellement graves par les complications bronchiques auxquelles ils donnaient naissance ; toutefois je n'ai perdu aucun malade.

A Mirebeau, commune de 1,666 habitants, et aux environs, la coqueluche a régné du mois d'Avril au mois d'Août, c'est-à-dire pendant presque tout le printemps et l'été. Certains enfants qui l'ont eue les derniers toussaient encore lorsque j'ai reçu les renseignements suivants de M. le docteur Orlowski : « Cette épidémie est » certainement moins grave que celle de 1875 au point » de vue des complications. J'ai vu dans un grand

(1) *Voir* le *Mémoire sur l'entérite cholériforme ou maladie d'été*, présenté à l'Académie par le docteur Védel de Lunel (Hérault) en 1877.

» nombre de cas les grosses et les moyennes bronches
» s'enflammer, mais aucun catarrhe capillaire. Les
» phénomènes inflammatoires s'éteignaient au bout
» d'une dizaine de jours. Sur cent cinquante enfants que
» j'ai soignés, il y a eu un seul décès, et encore l'œdème
» facial qui a précédé la mort pendant une quinzaine
» de jours témoignait en faveur d'une tuberculisation
» bronchique ganglionnaire.

» Je ne traite la coqueluche simple que par les pré-
» cautions hygiéniques seules, étant par expérience
» absolument convaincu qu'aucun remède n'*abrége même*
» cette maladie. Il va sans dire que je combats les com-
» plications — par l'oxyde blanc d'antimoine si les râles
» sont secs, par l'ipéca et les balsamiques si l'humidité
» des râles indique l'engouement des bronches par des
» mucosités abondantes, — dans tous les cas par quel-
» ques vésicatoires volants.

» L'âge des jeunes malades a varié de six mois à
» 12 ans ; — summum de 4 à 5 ans.

» Comme observation particulière, j'ai noté la diarrhée
» survenant chez les très-jeunes enfants, — sans emploi
» des antimoniaux ni d'aucun médicament — pourtant
» je les mettais à un régime extrêmement sévère. C'étaient
» des diarrhées muqueuses, ou, comme on dit dans le
» public, des glaires. »

Dans le canton de Saint-Julien, qui compte 6,880 habitants, la coqueluche a régné à la fin du printemps, dans toutes les communes, où les *trois quarts* des enfants ont été atteints. L'épidémie a duré environ six mois ; il y a eu seulement trois décès.

Fièvre typhoïde. — A Poitiers comme dans tous les grands centres de population, la fièvre typhoïde peut être considérée comme endémique. Si une statistique *complète* des décès existait dans notre ville, on pourrait chaque année noter un certain nombre de décès occasionnés par cette maladie.

Il n'en faudrait pas conclure, cependant, que les épidémies de fièvre typhoïde soient plus fréquentes à Poitiers qu'ailleurs, puisque, depuis plus de trente ans, il n'a été constaté dans notre ville que deux épidémies : l'une en 1855, l'autre en 1871. Et encore, ainsi que le faisait remarquer M. le docteur Delaunay aux membres du Conseil d'hygiène (séance du 8 janvier 1873), « le début de l'épidémie de 1855 a coïncidé avec l'arrivée à Poitiers d'un régiment de lanciers qui venait de Lunéville. Ce régiment était parti de Lunéville alors, disait-on, que la ville était sous le coup d'un épidémie typhoïde, et il avait déjà fourni un grand nombre de malades, ce qui faisait supposer à beaucoup de personnes que les nouveaux-venus avaient apporté le germe du fléau ».

Quoi qu'il en soit, nous n'avons constaté cette année dans la population civile que quelques cas de fièvre typhoïde, peu graves du reste ; mais, dans nos régiments, cette fièvre a pris un caractère plus sérieux, par suite des fatigues auxquelles sont soumis les militaires, surtout à l'époque des grandes manœuvres. Ainsi, sur 53 cas traités à l'Hôtel-Dieu depuis le 1er décembre 1878 jusqu'au 1er décembre 1879, il y a eu 19 décès, soit un tiers ; — tandis que, dans la ville, la mortalité n'a certainement pas dépassé la proportion de un décès sur dix malades, pour les cas que j'ai été à même d'observer. Ce fait est d'autant plus digne d'attirer l'attention, qu'en 1878, sur 111 militaires atteints de fièvre typhoïde, 16 seulement avaient succombé ; qu'en 1877, sur 76 typhoïdes, il y avait eu 14 décès, et en 1876, sur 31 malades atteints de la même affection, 10 décès. — Le chiffre des décès semblerait donc augmenter en proportion inverse du nombre des malades traités à l'hôpital, et l'on pourrait dire avec une apparence de raison que, dans nos régiments, *ce que l'épidémie gagne en étendue, elle le perd en puissance*, puisqu'elle est d'autant plus meurtrière qu'elle frappe un plus petit nombre d'individus.

Un autre fait digne de remarque, c'est que le 33e régiment d'artillerie a eu, à lui seul, 15 décès de fièvre typhoïde parmi les 19 décès relevés sur les registres de l'Hôtel-Dieu, — c'est-à-dire les trois quarts.

Or, sur les 53 individus atteints dans nos trois régiments,

3 appartenaient au 125e régiment de ligne.
10 — au 20e d'artillerie.
30 — au 33e d'artillerie.

Le chiffre de la mortalité pour le 33e régiment d'artillerie a donc été considérable, puisque, sur trente malades, quinze ont succombé.

Voici encore ce que la statistique des Hôpitaux nous apprend : La fièvre typhoïde a sévi surtout pendant les six premiers mois de l'année, et les décès se sont répartis de la manière suivante :

En Décembre	1878.	pas de décès.
Janvier	1879.	3 décès.
Février	—	4 —
Mars	—	4 —
Avril	—	2 —
Mai	—	1 —
Juin	—	1 —
Juillet	—	3 —
Août	—	pas de décès.
Septembre	—	pas de décès
Octobre	—	pas de décès
Novembre	—	1 décès.
	TOTAL.	19 décès.

La durée moyenne du séjour à l'hôpital des malades atteints de fièvre typhoïde étant, pour l'année 1878-79, de

35 à 40 journées, les 19 militaires décédés à l'Hôtel-Dieu ont presque tous succombé après un très-court séjour dans les salles.

Ainsi, il est mort trois soldats du 125e qui sont restés l'Hôtel-Dieu : le premier 6 jours, le second 23 jours, le troisième 11 jours.

Le malade du 20e qui a succombé n'est resté que 9 jours.

Quant à ceux du 33e régiment d'artillerie, voici quelle a été la durée de leur séjour à l'hôpital : 2 jours, 5 jours, 9 jours, 5 jours, 7 jours, 21 jours, 5 jours, 20 jours, 7 jours, 10 jours, 8 jours, 21 jours, 26 jours, 115 jours, 10 jours.

L'épidémie qui a sévi sur ce régiment, quoique très-limitée, a donc été des plus intenses, comme le prouvent les chiffres ci-dessus.

Passons maintenant à l'examen des causes probables de la maladie. Indépendamment de l'encombrement des casernes, des exercices fatigants auxquels on soumet les soldats et, en particulier, des grandes manœuvres qu'on ne peut guère invoquer cependant, puisqu'elles ont eu lieu à l'époque même de la décroissance de l'épidémie, j'ai pensé que peut-être le défaut d'entretien des casernes d'artillerie et particulièrement des casernes du 33e régiment pouvait avoir eu une certaine influence sur le développement de la maladie.

En présence des faits pathologiques que j'ai signalés dans ce Rapport, n'est-il pas permis de se demander si de réelles modifications ont été apportées à l'état de choses existant à l'époque où deux membres du Conseil d'hygiène, MM. Mauduyt et de Touchimbert, avaient été chargés d'examiner les voies d'écoulement des casernes d'artillerie ? Or, ces deux membres avaient constaté qu'à l'intérieur comme à l'extérieur desdites casernes, les voies d'écoulement pour les divers liquides provenant, soit des écuries, soit des cuisines étaient tout à fait insuffisantes. Ils avaient également remarqué que le service des vidanges était fait d'une manière déplorable.

Des plaques d'urine putréfiée étaient répandues çà et là tout près des murs d'enceinte et exhalaient une odeur tellement infecte, que des ouvriers avaient déserté les chantiers qu'ils occupaient dans le voisinage (séance du Conseil d'hygiène du 4 janvier 1879).

Dans tous les cas, il serait singulier que la caserne du 33e régiment d'artillerie, située au nord-est de Poitiers, sur le plateau des Dunes, fût plus insalubre que les autres qui sont à l'intérieur de la ville, à moins que le vent du sud-ouest, qui a soufflé sur notre région pendant les deux tiers de l'année, n'ait apporté à cette caserne les émanations insalubres de la cité elle-même. Pour le moment, il nous suffit d'avoir attiré l'attention sur des faits dont le renouvellement confirmerait des prévisions qui, jusqu'à présent, n'ont que la valeur d'une hypothèse.

Deux autres petites épidémies de fièvre typhoïde nous ont été signalées dans l'arrondissement : l'une à Cloué (canton de Lusignan), et l'autre à Jaulnay (canton de Saint-Georges).

La petite épidémie de Cloué, qui nous a été signalée par M. le docteur Cibiel (de Lusignan), n'a atteint d'une manière grave que quatre personnes : un homme et trois femmes. Elle s'est déclarée en Octobre 1879, à la suite du curage d'une mare et de l'exposition des boues à proximité des maisons d'habitation. Deux des femmes atteintes ont succombé. En dehors de ces quatre cas, il y a eu dans les environs plusieurs cas de fièvre muqueuse légère et d'état muqueux.

L'épidémie de Jaulnay, signalée par le docteur Gambier, est plus légère encore. Elle a atteint seulement quatre individus qui ont guéri. Les causes en sont inconnues. La durée moyenne de la maladie a été de quarante jours.

Scarlatine et varioloïde. — A Poitiers, nous n'avons observé que quelques cas isolés de ces deux fièvres éruptives. Dans les communes de Jaulnay et de Chasseneuil, M. le docteur Gambier nous a signalé 33 cas de varioloïde et 5 cas de scarlatine, en mai et juin 1879. Tous les malades observés ont guéri.

Tels sont, Monsieur le Ministre, les documents que j'ai pu recueillir sur les diverses épidémies qui se sont montrées dans notre arrondissement; j'espère, l'année prochaine, pouvoir vous donner, avec le concours de mes confrères, des renseignements plus précis et qui pourront peut-être éclairer d'un jour nouveau certaines questions que je n'ai fait qu'effleurer dans le cours de ce travail.

Poitiers, le 15 janvier 1880.

TABLEAUX STATISTIQUES

DU

MOUVEMENT DE LA POPULATION

DANS LA COMMUNE DE POITIERS

PENDANT UNE PÉRIODE DE CINQ ANNÉES

(1875-1876-1877-1878-1879)

DRESSÉS D'APRÈS LES DOCUMENTS OFFICIELS

PAR

Le Dr Jean JABLONSKI

Médecin des Épidémies

STATISTIQUE DES NAISSANCES

ANNÉES 1875 ET 1876

MOIS	ANNÉE 1875			ANNÉE 1876		
	Garçons	Filles	Total	Garçons	Filles	Total
Janvier	28	42	70	27	42	69
Février	29	23	52	35	45	80
Mars	38	31	69	43	29	72
Avril	40	28	68	35	32	67
Mai	26	28	54	30	37	67
Juin	36	16	52	28	21	49
Juillet	36	35	71	36	27	63
Août	35	21	56	29	35	64
Septembre	30	31	61	28	24	52
Octobre	22	32	54	24	29	53
Novembre	27	28	55	30	32	62
Décembre	22	26	48	29	27	56
TOTAL GÉNÉRAL	369	341	710	374	380	754

STATISTIQUE DES NAISSANCES

ANNÉES 1877 ET 1878

MOIS	ANNÉE 1877			ANNÉE 1878		
	Garçons	Filles	Total	Garçons	Filles	Total
Janvier	31	31	62	30	36	66
Février	30	41	71	33	26	59
Mars	37	39	76	32	34	66
Avril	35	30	65	24	34	58
Mai	25	36	61	40	29	69
Juin	20	31	51	31	25	56
Juillet	27	30	57	22	38	60
Août	28	27	55	32	21	53
Septembre	26	34	60	33	21	54
Octobre	30	32	62	31	33	64
Novembre	25	29	54	21	27	48
Décembre	26	27	53	31	36	67
TOTAL GÉNÉRAL	340	387	727	360	360	720

Statistique des Naissances et Mariages

ANNÉE 1879

MOIS	NAISSANCES			MARIAGES	
	Garçons	Filles	Total	MOIS	Total
Janvier	39	22	61	Janvier	28
Février	34	26	60	Février	20
Mars	39	37	76	Mars	8
Avril	37	36	73	Avril	19
Mai	38	18	56	Mai	10
Juin	30	27	57	Juin	24
Juillet	38	20	58	Juillet	23
Août	37	28	65	Août	23
Septembre	30	28	58	Septembre	19
Octobre	34	30	64	Octobre	21
Novembre	21	28	49	Novembre	25
Décembre	43	32	75	Décembre	8
TOTAL.	420	332	752	TOTAL.	228

STATISTIQUE DES MARIAGES

Années 1875-1876-1877-1878

MOIS	1875	1876	1877	1878
Janvier	23	19	16	22
Février	21	31	20	16
Mars	9	5	1	13
Avril	30	27	34	25
Mai	14	9	13	6
Juin	41	18	23	24
Juillet	27	30	31	25
Août	22	21	16	14
Septembre	15	11	14	26
Octobre	25	25	19	33
Novembre	28	28	18	33
Décembre	11	12	10	9
Total	266	236	215	246

STATISTIQUE DES DÉCÈS

Année 1875

MOIS	SEXE MASCULIN				SEXE FÉMININ			
	Garçons	Hommes mariés	Veufs	Total	Filles	Femmes mariées	Veuves	Total
Janvier.	16	13	8	37	17	6	17	40
Février.	12	11	7	30	13	11	13	37
Mars.	16	9	11	36	17	9	17	43
Avril.	15	9	3	27	12	8	12	32
Mai.	12	17	4	33	8	8	12	28
Juin.	6	7	5	18	15	10	7	32
Juillet.	12	6	2	20	14	10	5	29
Août.	13	13	4	30	15	2	4	21
Septembre. . .	17	8	4	29	16	10	6	32
Octobre.	16	9	3	28	12	5	4	21
Novembre. . .	7	3	4	14	15	4	9	28
Décembre. . .	9	8	7	24	14	9	13	36
Total général.	151	113	62	326	168	92	119	379

STATISTIQUE DES DÉCÈS

ANNÉE 1876

MOIS	SEXE MASCULIN				SEXE FÉMININ			
	Garçons	Hommes mariés	Veufs	Total	Filles	Femmes mariées	Veuves	Total
Janvier	10	14	9	33	17	10	11	38
Février	10	9	6	25	13	8	10	31
Mars	26	9	2	37	21	5	10	36
Avril	18	11	8	37	11	7	12	30
Mai	16	9	10	35	16	7	14	37
Juin	5	6	1	12	9	5	5	19
Juillet	14	11	3	28	12	9	8	29
Août	18	11	7	36	12	3	6	21
Septembre	13	10	0	23	7	5	10	22
Octobre	11	12	5	28	13	10	7	30
Novembre	13	13	5	31	11	6	9	26
Décembre	9	10	7	26	17	9	9	35
TOTAL GÉNÉRAL	163	125	63	351	159	84	111	354

STATISTIQUE DES DÉCÈS

ANNÉE 1877

MOIS	SEXE MASCULIN				SEXE FÉMININ			
	Garçons	Hommes mariés	Veufs	Total	Filles	Femmes mariées	Veuves	Total
Janvier.	15	10	5	30	14	11	16	41
Février.	18	9	4	31	12	8	8	28
Mars.	8	14	5	27	14	11	8	33
Avril.	18	8	7	33	11	10	8	29
Mai.	17	12	4	33	23	11	10	44
Juin.	15	14	7	36	15	10	7	32
Juillet.	11	9	3	23	17	4	2	23
Août.	24	12	3	39	16	4	4	24
Septembre. . .	22	9	4	35	19	7	6	32
Octobre.	14	7	4	25	12	8	11	31
Novembre. . .	9	10	8	27	7	9	6	22
Décembre. . . .	19	4	8	31	9	6	7	22
TOTAL GÉNÉRAL	190	118	62	370	169	99	93	361

STATISTIQUE DES DÉCÈS

ANNÉE 1878

MOIS	SEXE MASCULIN				SEXE FÉMININ			
	Garçons	Hommes mariés	Veufs	Total	Filles	Femmes mariées	Veuves	Total
Janvier.	17	12	6	35	22	6	12	40
Février.	15	12	6	33	14	6	12	32
Mars.	15	14	8	37	10	15	8	33
Avril.	15	9	6	30	15	10	15	40
Mai.	24	14	7	45	14	7	5	26
Juin.	16	3	5	24	13	10	7	30
Juillet.	24	13	5	42	14	11	6	31
Août.	18	9	5	32	18	7	11	36
Septembre. . .	20	6	2	28	10	5	9	24
Octobre.	12	13	5	30	13	11	7	31
Novembre. . .	7	15	7	29	10	3	9	22
Décembre. . . .	15	15	6	36	13	9	11	33
TOTAL GÉNÉRAL.	197	136	68	401	166	100	112	378

STATISTIQUE DES DÉCÈS

Année 1879

MOIS	SEXE MASCULIN				SEXE FÉMININ			
	Garçons	Hommes mariés	Veufs	Total	Filles	Femmes mariées	Veuves	Total
Janvier.	16	11	4	31	13	11	8	32
Février.	16	7	7	30	12	7	7	26
Mars	9	6	21	36	21	12	12	45
Avril	21	11	10	42	11	6	14	31
Mai.	17	15	5	37	12	9	18	39
Juin.	15	14	5	34	20	5	10	35
Juillet.	16	10	5	31	5	2	7	14
Août	13	12	2	27	6	8	7	21
Septembre. . . .	20	9	2	31	26	9	8	43
Octobre.	8	9	5	22	14	10	8	32
Novembre . . .	10	8	7	26	14	9	12	35
Décembre. . . .	21	13	8	42	21	18	28	67
TOTAL GÉNÉRAL.	182	115	81	389	175	106	139	420

TABLEAU statistique des décès de l'année 1879, considérés au point de vue de l'âge et du sexe.

1879 MOIS	DE LA NAISSANCE A UN AN			DE UN AN A CINQ ANS (4 années)			DE CINQ ANS A QUINZE ANS (10 années)		
	Sexe masculin	Sexe féminin	Total	Sexe masculin	Sexe féminin	Total	Sexe masculin	Sexe féminin	Total
Janvier	4	5	9	2	1	3	0	2	2
Février	1	1	2	2	1	3	2	2	4
Mars	7	6	13	4	1	5	0	1	1
Avril	5	2	7	5	2	7	0	2	2
Mai	8	0	8	1	4	5	2	0	2
Juin	4	5	9	7	10	17	2	1	3
Juillet	5	2	7	4	1	5	0	0	0
Août	5	1	6	4	1	5	0	0	0
Septembre	10	17	27	5	4	9	0	0	0
Octobre	5	6	11	0	4	4	1	0	1
Novembre	5	4	9	1	3	4	1	1	2
Décembre	4	2	6	0	0	0	2	4	6
TOTAL	63	51	114	35	32	67	10	13	23
Décès du mois de décembre 1878	3	6	9	0	0	0	1	2	3

1879 MOIS	DE QUINZE ANS A VINGT-CINQ ANS (10 années)			DE VINGT-CINQ ANS A QUARANTE-CINQ ANS (20 années)			DE QUARANTE-CINQ ANS A SOIXANTE-CINQ ANS (20 années)			DE SOIXANTE-CINQ ANS A QUATRE-VINGT-QUINZE ANS (30 années)		
	Sexe masculin	Sexe féminin	Total	Sexe masculin	Sexe féminin	Total	Sexe masculin	Sexe féminin	Total	Sexe masculin	Sexe féminin	Total
Janvier	6	3	9	5	2	7	6	10	16	8	9	17
Février	7	0	7	4	7	11	3	5	8	11	10	21
Mars	7	6	13	3	6	9	3	7	10	11	15	26
Avril	7	1	8	2	2	4	10	4	14	12	17	29
Mai	4	2	6	3	4	7	9	7	16	9	19	28
Juin	2	1	3	2	1	3	12	5	17	5	12	17
Juillet	4	1	5	4	1	5	9	1	10	5	8	13
Août	1	1	2	3	3	6	8	7	15	6	8	14
Septembre	2	0	2	3	4	7	6	9	15	5	9	14
Octobre	1	2	3	3	2	5	1	7	8	11	11	22
Novembre	3	1	4	1	3	4	5	7	12	9	15	24
Décembre	7	2	9	6	6	12	10	12	22	13	41	54
TOTAL	51	20	71	39	41	80	82	81	163	105	174	279
Décès du mois de décembre 1878	6	0	6	3	2	5	9	12	21	15	11	26

TABLEAU statistique des diverses maladies traitées à l'Hôtel-Dieu de Poitiers pendant l'année 1879.

DÉSIGNATION des MALADIES	CHIFFRE total des malades traités en 1879	Janvier	Février	Mars	Avril	Mai	Juin	Juillet	Août	Septembre	Octobre	Novembre	Décembre	MALADES en TRAITEMENT en 1878 qui se trouvaient à l'Hôpital au 1er janvier 1879	JOURNÉES de TRAITEMENT	TOTAL des DÉCÈS
Fièvre typhoïde	59	9	8	5	3	7	3	4	1	1	2	3	7	6	2089	20
Rougeole	77	22	34	5	1	»	4	»	»	»	»	»	1	10	1738	1
Fièvres intermittentes	32	3	2	1	»	5	10	6	»	1	1	»	4	»	966	1
Rhumatisme articulaire	34	2	»	4	2	6	5	3	3	»	1	1	6	1	1947	»
Syphilis	25	3	1	2	2	2	4	2	1	2	»	2	1	2	1385	»
Affection tuberculeuse	7	1	1	»	2	»	»	»	2	»	»	1	»	»	258	4
Anémie	13	2	»	»	1	3	3	»	»	1	»	1	2	»	624	»
Méningite	1	1	»	»	»	»	»	»	»	»	»	»	»	»	5	1
Névralgie	4	»	»	1	»	1	»	1	»	»	»	»	»	1	122	»
Paralysie	4	»	1	»	»	»	1	»	1	»	»	»	»	1	148	»
Epilepsie	2	»	»	»	»	»	1	»	»	»	»	»	1	»	115	»
Bronchite	85	11	1	10	7	17	13	7	2	5	1	2	5	4	2252	»
Pneumonie	34	1	1	3	2	12	3	2	1	»	»	3	3	3	1114	5
Pleurésie	57	7	5	10	4	6	7	5	3	3	1	»	3	3	3340	1
Hémoptysie	4	»	»	»	»	2	»	2	»	»	»	»	»	»	229	»
Emphysème pulmonaire	3	»	»	»	1	1	»	»	»	»	»	»	1	»	39	»
Affections aiguës du cœur	8	»	»	»	1	»	1	1	1	1	»	»	1	2	256	»
Varices	2	»	»	»	»	»	1	1	»	»	»	»	»	»	50	»
Adénite	9	»	1	1	2	2	1	»	»	»	»	1	1	»	316	»
Oreillons	8	»	»	»	1	»	4	2	1	»	»	»	»	»	195	»
Angine	9	1	1	»	2	»	3	»	1	»	»	»	1	»	117	»
Embarras gastrique	50	»	4	»	2	4	21	6	2	3	[illegible]	1	4	»	1136	»
Dyspepsie	6	1	»	»	»	»	»	»	1	1	3	»	»	»	290	»
Dyssenterie	3	»	»	»	»	»	2	1	»	»	»	»	»	»	53	»
Péritonite	2	»	»	»	»	»	»	»	»	»	1	1	»	»	78	2
Affections du foie	3	»	»	1	»	1	»	»	1	»	»	»	»	»	212	1
Ictère	2	»	»	»	1	1	»	»	»	»	»	»	»	»	37	»
Hernies	4	»	»	»	»	»	»	»	1	»	»	1	2	»	59	1
Tœnia	1	»	»	»	»	»	»	»	»	»	»	»	1	»	12	»
Cystite	5	1	»	1	»	»	1	»	»	»	1	»	1	»	63	»
Uréthrite blennorrhagique	10	»	1	»	»	»	3	4	»	1	»	»	1	»	292	»
Orchite	10	1	1	1	»	»	2	1	»	»	»	1	1	2	496	»
Périostite	13	»	2	1	»	»	5	1	1	1	»	1	1	»	618	»
Arthrite	3	1	1	»	»	»	»	»	»	»	»	»	»	1	389	»
Conjonctivite	11	2	1	1	1	»	3	»	»	1	»	»	1	1	545	»
Iritis	6	»	»	»	2	»	1	»	1	»	1	»	»	1	208	»
Otite	13	1	1	1	1	2	»	»	»	1	1	»	5	»	367	»
Erysipèle	3	»	»	1	»	»	»	»	»	»	»	»	1	1	55	»
Ecthyma	15	1	3	6	1	»	»	2	»	1	»	»	1	»	304	»
Impetigo	13	2	»	1	»	»	3	2	»	»	»	»	1	4	804	»
Psoriasis	10	2	1	2	1	1	1	»	»	»	»	»	»	2	753	»
Gale	8	3	»	1	»	»	»	»	»	1	2	1	»	»	162	»
Ongle incarné	1	»	»	»	»	»	»	»	»	»	»	»	»	1	61	»
Fractures	14	3	»	1	2	1	2	2	»	1	»	2	»	»	653	»
Entorses	18	1	1	»	3	1	8	1	»	1	»	1	1	»	538	»
Contusions	17	»	1	2	»	»	7	1	3	1	»	1	1	»	497	»
Plaies	20	5	2	»	1	2	1	6	3	1	1	1	1	2	1057	»
Brûlures	2	1	»	»	»	1	»	»	»	»	»	»	»	»	25	»
Abcès	24	2	3	2	»	»	5	3	2	»	2	»	2	3	1146	»
Phlegmons	13	3	»	3	2	»	2	1	»	1	»	»	»	1	633	»
Tumeurs	2	»	»	»	1	»	»	»	»	»	1	»	»	»	60	»
Diverses maladies	2	»	»	»	»	1	»	»	»	»	»	»	1	»	49	»
TOTAL	788	98	80	67	49	79	131	85	38	30	23	27	59	58	29303	37

57

www.ingramcontent.com/pod-product-compliance
Lightning Source LLC
Chambersburg PA
CBHW032312210326
41520CB00047B/2989
* 9 7 8 2 0 1 9 5 7 7 6 7 4 *